Astrid Yurley Estefania Carrillo Parada

Causas del alto Costo de los Medicamentos en Colombia

Astrid Yurley Estefania Carrillo Parada

Causas del alto Costo de los Medicamentos en Colombia

Acceso a medicamentos esenciales y de alto costo

Editorial Académica Española

Imprint
Any brand names and product names mentioned in this book are subject to trademark, brand or patent protection and are trademarks or registered trademarks of their respective holders. The use of brand names, product names, common names, trade names, product descriptions etc. even without a particular marking in this work is in no way to be construed to mean that such names may be regarded as unrestricted in respect of trademark and brand protection legislation and could thus be used by anyone.

Cover image: www.ingimage.com

Publisher:
Editorial Académica Española
is a trademark of
International Book Market Service Ltd., member of OmniScriptum Publishing Group
17 Meldrum Street, Beau Bassin 71504, Mauritius
Printed at: see last page
ISBN: 978-620-0-43023-6

1. TABLA DE CONTENIDO

2. INTRODUCION

Es muy importante entender que manejo se le brinda a los medicamentos, ya que son bienes fundamentales para la lucha contra la enfermedad y la salud de la población, sin embargo encontraremos posiciones distintas sobre el precio asignado para el uso del consumidor final.

Esto genera conflicto y desacuerdo alrededor de las patentes y la propiedad intelectual, tratados comerciales, las restricciones para la utilización de genéricos, los elevados precios de los medicamentos de "marca"; todo ello se traduce en costos que en la mayoría de los casos son pagados por los consumidores, trayendo como consecuencia inaccesibilidad para grandes grupos humanos, empobrecimiento de grupos familiares en caso de enfermedades de alto costo, y severos costos sociales en enfermedad y muerte evitables, teniendo en cuenta lo anterior mencionados se investigara las diferentes variables que pueden hacer que estas situaciones se presente en la población.

3. JUSTIFICACIÓN

Esta investigación se realiza con el fin de analizar las posibles causas de alto costo de los medicamentos en Colombia ,en la actualidad hay un problema existente que atenta contra la sociedad , Según la Organización Mundial de la Salud, la Unicef y Onusida, en su informe del 2010, un 40% de la población mundial no tiene acceso a los medicamentos esenciales y esta proporción puede llegar a ser más de la mitad de la población en algunos países en desarrollo, Medicamentos para tratar enfermedades como el VIH, la artritis, diferentes tipos de cáncer, entre otras, son casi imposibles de adquirir, los altos costos de estos productos han conllevado a resultados lamentables, sobre todo en las regiones más vulnerables del mundo donde enfermarse prácticamente está prohibido (EL TIEMPO, 2015) .

Los medicamentos son una herramienta esencial que posee la sociedad para prevenir, aliviar o curar las enfermedades y el acceso a ellos es un derecho fundamental de los ciudadanos, parte del derecho a la salud como lo establecen algunos tratados internacionales o la misma constitución política de numerosos países.

En Colombia los precios de los medicamentos han alcanzado el tope más alto en el mundo, Según un informe de la BBC, Colombia es el país que ha dejado más espacio a la desregulación de precios de medicinas, teniendo como resultado el alto precio de las mismas, El precio de los medicamentos que en Colombia alcanza cifras tres y cuatro veces mayores que en el resto del mundo, está dejando sin fórmula médica a unos cuatro millones de colombianos que no pueden adquirirlos para tratar sus enfermedades.

En 2011, el entonces vicepresidente Angelino Garzón admitió que "Colombia es el país de la región que tiene los precios de medicamentos más altos, lo que queremos es que la industria química farmacéutica entienda que los precios de los medicamentos deberíamos nivelarlos por lo bajo, no es justo que en algunos países limítrofes con Colombia o en España, los medicamentos sean mucho más baratos". En 2012 el gobierno estableció nuevos lineamientos y en concertación con la industria han venido discutiendo nuevas reglas para evitar los abusos que se presentaron en la década anterior (Fajardo, 2015).

La situación es alarmante, pues el alto costo de los medicamentos afecta sobre todo los países en desarrollo y amenaza con afectar a todo el planeta en el transcurso de los próximos veinte años, incluso a los países desarrollados, cuya población está habituada desde hace casi cincuenta años a acceder sistemática y gratuitamente a los medicamentos necesarios. Si no se toman las medidas adecuadas, el mundo entero estará en la misma condición de desconsuelo que viven ya muchos países en condiciones precarias, ya que ni su sistema de salud ni su bolsillo pueden cubrir tratamientos oportunos para mejorar la calidad de vida de muchas personas (OMS, 1989)

Este fenómeno se traduce en un mercado farmacéutico altamente desregulado que premia las prácticas perversas e imperfecciones del mercado", dijo Sergio Isaza, del Observatorio del Medicamento.

Luis Emilio Sardi, vicepresidente de Tecno químicas, sostuvo que la mejor forma de regular precios es la libre competencia porque nadie va a vender por encima del precio del otro.

Sin embargo, consideró que en el caso de los medicamentos sobre los cuales hay laboratorios que tienen un monopolio, es necesario que el Gobierno intervenga para evitar prácticas de abuso en precios como ocurre hoy en el país (EL País, 2013).

4. OBJETIVOS

4.1 Objetivo General

Analizar las posibles causas de alto costo de los medicamentos en Colombia.

4.2 Objetivos Específicos

1° Identificar los factores que inciden en el valor comercial de los medicamentos.

2° Comparar el reglamento de la federación internacional de la industria de los medicamentos con los parámetros actuales en Colombia.

3°Determinar los aspectos en los cuales afectan los precios de los medicamentos al mercado.

5. PLANTEAMIENTO DEL PROBLEMA

5.1 Descripción Del Problema

Según estudio realizado por Health Action International (HAI) cuyas siglas en español corresponden a Acción Internacional de Salud, la situación que se está viviendo en Colombia es casa vez más trágica. Los precios que han alcanzado los medicamentos son los más altos del mundo.

Se sabe que en el año 2006 durante el gobierno del ex presidente Álvaro Uribe Vélez se dio una liberación de los precios de los medicamentos, debido a ello, se generó un incremento descontrolado en el precio de los mismos. Al no existir precio de referencia, los laboratorios médicos podían cobrar lo que quisieran por cualquier medicamento, aseguro Oscar Andia, vicepresidente de la Federación Médica Colombiana (Fajardo, 2015).

Sin embargo, hay quienes coinciden que el alza de los costos de los medicamentos es más un problema de competencia que de liberalidad de precios, puesto que, el mercado de los medicamentos al ser imperfecto, cuenta con una gama de productos sin competencia y esto les da el poder de fijar sus precios a su conveniencia; por lo tanto, los expertos continúan haciendo hincapié en la necesidad de regular el poder de monopolio de las farmacéuticas multinacionales.

Así mismo, es importante mencionar que los colombianos no deberían seguir pagando más que el resto del mundo por acceder a tratamientos para salvar sus vidas de enfermedades como la diabetes, artritis, tensión arterial, cáncer, entre otros. La salud es un derecho que le corresponde a cada persona, va correlacionado con el derecho a la vida implantado en la constitución nacional, y el estado parece hacer caso omiso al mismo. La salud se convirtió en un negocio, desde la compra de los medicamentos, el alto valor de las consultas con los especialistas, la dificultad para adquirir medicamentos no pos, entre otros (Fajardo, 2015) .

Como ejemplo de lo mencionado en el párrafo anterior ,es la fórmula molecular el Novoseven, un medicamento usado por los hemofílicos, el precio promedio de este medicamento en 21 países era de 2,5 millones de pesos, mientras que en Colombia llegó a costar 14 millones de pesos; igualmente, se encuentra la ciprofloxacino, un antibiótico sin patente de uso común, cuesta US$131 en Colombia, mientras en China se consigue por tan sólo US$31; finalmente, el tratamiento para la osteoporosis es 45% más caro que en Argentina y para la hipertensión 50%más que en Brasil.

El director ejecutivo de la Cámara Farmacéutica de la Asociación Nacional de Industriales (ANDI) Rodrigo Arcila afirma que "Todo el mundo aprovechó la falta de control por parte del gobierno", Sin embargo, insiste en que otros factores aparte de la actitud de los empresas farmacéuticas, es la falta de capacidad del gobierno para vigilar la industria y es por esto que los colombianos pagan cifras muy elevadas por sus medicamentos (REVISTA SEMANA, 2015).

Ahora bien, cuando llego el gobierno de Juan Manuel Santos en el 2010 se empezó a dar un gran cambio de estrategia frente al problema de los precios desbocados de los medicamentos. Para 2011, el entonces vicepresidente Angelino Garzón admitió que Colombia es el país de la región que tiene los precios de medicamentos más altos, lo que se persigue es que la industria química farmacéutica entienda que los precios de los medicamentos deben nivelarlos por lo bajo, no es justo que en algunos países limítrofes con Colombia o en España, los medicamentos sean mucho más baratos. En 2012 el gobierno estableció nuevas pautas y nuevas reglas para evitar los abusos .Por ello, se estableció una nueva política de precios con dos pilares básicos:

- Precios justos para los medicamentos
- Existencia de incentivos para que la industria pueda colocar cada vez mayor volumen de productos en el mercado.

De esa manera se tiene un equilibrio entre los controles y el beneficio de los consumidores pero también los incentivos a mayor inversión por parte de la industria.

En enero de 2015 la Superintendencia de Industria y Comercio impuso una multa de 3.500 millones de pesos, (aproximadamente US$1.4 millones) a la multinacional Novartis, acusada de haber vendido un medicamento a precios por encima de los permitidos (Superintendencia de Industria y Comercio, 2015)

Esto es una muestra de abuso y desconsideración por parte de las empresas farmacéuticas que buscan obtener más utilidades a costa de la vida de los consumidores.

Los antecedentes de Colombia indican que a pesar de haber implementado políticas de estado a la regulación de precios a los medicamentos, fracaso en su experimento de libre mercado de medicamentos. Este fracaso le costó millones de dólares al Estado y a los consumidores, y no solamente costos económicos, sino costos sociales, pues el destino final de las personas cuyos rubros económicos no alcanzan para pagar los medicamentos que necesitan para sanarse es pagar con su propia vida (Finanzas Personales, 2015).

5.2 Formulación Del Problema

¿Cuáles son las causas del alto costo de los productos en Colombia?

5.3 Componentes Del Problema

5.3.1 Síntomas

- Costos agregados de impuestos por parte del gobierno

- No obtener los medicamentos a tiempo para salvar vidas por el alto precios de algunos medicamentos esenciales.

- El sueldo de los ciudadanos promedio no es apto para un imprevisto como el de una enfermedad de alto riesgo "que se da comúnmente"

- Personas de bajos recursos se obligan a comprar medicamentos costosos ya que el seguro médico no los cubre.

- Pacientes del VIH están viendo reducida su esperanza de vida por limitación de no poder adquirir los medicamentos.

- Entidades públicas no recetan lo debido por restricciones.

- Tener que consumir medicamentos similares al realmente recetado por el medico ya que el "ORIGINAL" siempre es muy costo.

5.3.2 Causas

- Deterioro de la salud publica

- Afectación de personas de bajos recursos

- Monopolio de los fármacos nacionales

5.3.3 Pronostico

- Aumento de la monopolización de los laboratorios parar lucrarse, manteniendo la industria farmacéutica dentro de su control y es el usuario el principal afectado llegando así hasta la muerte después de largas esperas en su tratamiento médico.

5.3.4 Soluciones

- Crear un ente regulador de precios de medicamentos que no se involucren en beneficios lucrativos, y manejen precios asequibles

- Estandarizar los precios de los medicamento de mayor uso en las enfermedades principales que maneja la sociedad y desde este concepto ir estandarizando aquellos medicamentos de alto costo para enfermedades terminales.

6. ANTECEDENTES

6.1 Regulación en el mercado farmacéutico colombiano

6.1.1 Resumen:

La industria farmacéutica es un sector estratégico, en la mayoría de los países son ellos los encargados de acaparan el mercado y es así como manejan minuciosamente quien entra o sale de su círculo o estructura organizacional, se puede identificar plenamente que los avances tecnológicos hacen un papel fundamental para que una de las más grandes industrias a nivel mundial funcione como lo hacen.

El objetivo principal Intensivo en conocimiento y tecnología, por lo que es una de las industrias más influenciadas por la regulación, siendo tres sus Objetivos principales: preservar los incentivos para las actividades, certificar la seguridad y efectividad de los Medicamentos y controlar la cantidad y calidad del gasto. Así, con el objetivo de analizar el cumplimiento de estos tres propósitos.

En el régimen regulatorio de la industria farmacéutica colombiana se identificó que la reglamentación en Colombia se ha Desviado de los objetivos propuestos en términos teóricos y se ha orientado principalmente a temas de organización, dejando de Lado aspectos que faciliten el pleno abastecimiento de medicamentos a través de los canales de distribución institucional y privado (RODRIGUEZ, 2010).

6.2 El acceso global a los medicamentos en el contexto internacional actual

6.2.1 Resumen:

En la actualidad hay un problema existente que atenta contra la sociedad ,no distingue de edad sexo pero si claramente de status económico , según la Organización Mundial de la Salud, la Unicef y Onusida se estiman que el costo en los tratamientos médicos es tan elevado que no se puede acceder a ellos de forma eficaz , motivo por el cual es de suma importancia para los países en desarrollo , que regulen los precios de los medicamentos , la falta de control de los mismos amenaza con afectar a todo el planeta en el transcurso de los próximos 10 a 15 años, incluso a los países industrializados ¿Qué pasaría con las poblaciones las cuales accede a un sistema gratuitamente de los medicamentos necesarios. En efecto, ¿hasta qué punto los sistemas de salud de los países industrializados podrán seguir soportando el aumento del costo de reembolso ante la aparición, por ejemplo, de nuevos medicamentos contra las enfermedades cardiovasculares o el cáncer? Y ello, por no hablar de los tratamientos que se desarrollarán y patentarán a partir de la investigación sobre el genoma humano –sin olvidar que se ha llevado a cabo gracias a fondos públicos–, ni de las terapias relacionadas con el envejecimiento de la población, o la aparición de formulaciones pediátricas (VELASQUEZ, 2011).

6.3 Elasticidad de la demanda por medicamentos en el mercado farmacéutico privado en Colombia

6.3.1 Resumen:

En esta investigación se puede determinar que la elasticidad de la demanda intermolecular, entre los medicamentos de marca y genérico, para tres patologías trazadoras, hipertensión esencial, diabetes e hiperlipidemia, en el mercado ético y privado colombiano, a partir de una especificación dinámica del modelo AIDS basado en técnicas de integración. La estimación de la elasticidad de la demanda intermolecular permite concluir que tanto medicamentos de marca como genéricos son inelásticos ante cambios en su precio, son bienes de lujo según elasticidad gasto y parece existir sustitución intermolecular por el signo obtenido de la elasticidad de sustitución (VASQUEZ, GOMEZ, CASTAÑO, CADAVID, & RAMIREZ, 2013).

6.4 Cumplimiento de la normatividad en la publicidad de medicamentos de venta libre en Colombia

6.4.1 Resumen:

En Colombia la información sobre el cumplimento de la normativa de publicidad de medicamentos de venta libre es limitada. Objetivo: establecer el cumplimiento normativo de la publicidad televisiva de medicamentos de venta libre en Colombia. Métodos: en julio de 2012, la transmisión de 2 canales nacionales (Caracol y RCN) y 1 regional se grabó en forma simultánea entre las 6:00 y 22:00 horas, durante 2 días de semana y 2 días de fin de semana o festivo. El servicio de televisión tiene una gran influencia sobre los televidentes y ocupa un lugar privilegiado en la sociedad, influyendo en procesos económicos, políticos, sociales y de comportamiento. Por ello, diversos sectores, entre ellos el farmacéutico, utilizan este medio para la promoción y posicionamiento de sus productos (PINO, BEDOYA, CORREA, & AMARILES, 2014).

6.5 Características del consumo de medicamentos de venta libre en una población de adultos de la ciudad de Medellín.

6.5.1 Resumen:

Con base en el artículo sobre el consumo de medicamentos de venta libre en una población de adultos en la ciudad de Medellín, se pudo concluir que la automedicación es una de las prácticas más frecuentes dentro de los habitantes; esto se dedujo mediante un proyecto de investigación realizado sobre una muestra de 351 personas. La investigación se realizó el año 2011 en una institución universitaria de Medellín a un grupo de estudiantes que asistían a una capacitación, en primer lugar, se les indago sobre su consentimiento para contestar la encuesta adaptada del instrumento para la realización de estudios de utilización de medicamentos de prescripción y consumo del Ministerio de la Protección Social y posteriormente, se procedió a la entrega de la misma para su diligenciamiento.

Ahora bien, después de ordenar la información y realizar su respectiva tabulación se obtuvieron los siguientes resultados:

- El índice porcentual del consumo de medicamentos no prescritos por un médico fue de 73 % anualmente y de 55 % mensualmente.

- Los principales síntomas que motivaron el consumo fueron: dolor de cabeza con un 64.4 % y síntomas gripales con un 40.5 %.

- El consumo de medicamentos para el tratamiento de los síntomas referidos anteriormente se hizo principalmente por automedicación con un 64 %.

- Los principales criterios que inciden en una persona para consumir o comprar un medicamento son: la recomendación médica (77 %), el precio, la experiencia de uso (76 % cada uno) y la publicidad (22 %).

- Las fuentes de información al que las personas recurren para tener conocimiento sobre los medicamentos son: el médico (73 %), la internet (44 %) y el farmaceuta (43 %).

Finalmente, cabe resaltar que los criterios más relevantes para el consumo o compra de un medicamento son: la experiencia personal que se haya tenido con anterioridad, la publicidad (comerciales televisivos, cuñas radiales…) y la promoción farmacéutica (por recomendación del regente de farmacia) (MARTINEZ, MARTINEZ, & RODRIGUEZ, 2013).

6.6 Globalización, salud y medicamentos

6.6.1 Resumen:

La globalización ha ejercido una gran incidencia con respecto al nivel de salud de la sociedad y sobre la prestación de los servicios médicos. Es un proceso que al abarcar una amplia diversidad de aspectos, genera cambios en lo que se refiera a la producción, el medio ambiente, la tecnología, el orden político y finalmente el orden social que quizás sea el más importante, ya que, cada una de las alteraciones que se produzcan repercuten directamente al ser humano.

Por otro lado, la liberalización del comercio y la reducción de las barreras culturales integraron a los mercados locales al mundo global, es decir que, se pueden adquirir medicamentos de un país a otro mediante la importación de los mismos, presentando los documentos soportes adecuados como son: historia clínica, epicrisis, ordenes médicas, entre otros, así como, cancelando los debidos impuestos o aranceles correspondiente al proceso, también, la prestación de servicios de salud en otro país cuando estos se requieran.

Por otra parte, la globalización de las fuerzas del mercado se produjo de forma desigual abriendo la brecha entre los países y entre los individuos. El desarrollo de una economía en evolución ha estado centralizado en el usuario, consumidor o también llamado paciente, con efectos directos sobre el sector industrial (encargado de la fabricación de medicamentos) y la política de explotación de patentes (que hacen valer los estudios científicos y conocimientos aplicados).

Para concluir, las externalidades combatidas por todo medio en los países industrializados y las patentes que garantizan ganancias millonarias han provocado efectos negativos sobre la estructura industrial y la farmacéutica, pues la salud termina siendo un negocio más que un derecho social (MOLINA, RIVAS, & RAMIREZ, 2002).

7. MARCO TEORICO

Según el sistema de salud por medio del periódico EL TIEMPO determina que según los avances de la ciencia, el desciframiento del genoma humano y el desarrollo tecnológico han contribuido al desarrollo de medicamentos con características especiales, cuya escasa oferta y demanda los hacen tener precios elevados.

Los altos costos de algunos fármacos los convierten en inalcanzables para la población general, por eso los afiliados al sistema de salud en Colombia deben recurrir a diferentes mecanismos para acceder a ellos, como la solicitud a los

Comités Técnico científicos de las EPS y las acciones de tutela. Los siguientes son los siete fármacos más costosos del país, de acuerdo con el Sistema de Información de Precios de Medicamentos (Sismed), a junio de este año:

Higrostato (Zavesca) $26'153.000. Se usa para tratar la enfermedad de Gaucher tipo 1 leve-moderada, por la cual pueden aumentar el tamaño del hígado y el bazo. Es un problema que produce cambios en la sangre afectando los huesos. Zavesca también se usa para el tratamiento de los síntomas neurológicos progresivos de la enfermedad de Niemann-Pick C. Altera funciones neurológicas, como los movimientos oculares, el equilibrio, la deglución o la memoria.

Ipilimumab (Yervoy) $15'644.444. Indicado en el tratamiento de melanoma (el cáncer de piel más avanzado) y metastásico. Su principio activo es una proteína que ayuda al sistema inmunológico a atacar y destruir las células cancerosas mediante sus células inmunitarias.

Trióxido de arsénico (Trisenox). $15'609.048. El arsenic trioxide es un medicamento contra el cáncer que impide el crecimiento y la propagación de las células malignas en el cuerpo. Sus usos más comunes son contra un cáncer en la sangre y en la médula ósea llamada leucemia promielocítica aguda.

Lenalidomida (Revlimid). $12'061.770. Son un grupo de medicamentos llamados inmuno moduladores, que pueden regular el funcionamiento del sistema de defensas del cuerpo. En combinación con dexametasona, se utiliza para tratar a pacientes adultos diagnosticados de mieloma múltiple. Es un tipo de cáncer de la sangre que afecta a los glóbulos blancos que producen anticuerpos.

Vismodegib (Erivedge). $11'281.769. Formulado para el tratamiento del carcinoma de células basales metastásico o el carcinoma de células basales localmente avanzado, que ha reincidido después de una cirugía. También se indica a pacientes que no son candidatos para operación o radioterapia.

Hemina (Normosang) $11'110.030. Es una sustancia derivada de la sangre humana. Se utiliza para el tratamiento de los ataques repentinos en pacientes con porfiria hepática aguda. Esta enfermedad se caracteriza por la acumulación hepática de compuestos. Dicha aglomeración da lugar a síntomas como dolor (principalmente en el abdomen, la espalda y los muslos), náuseas, vómitos y estreñimiento.

Inmunoglobulina Humana (Megalotect). $10'507.851. Usualmente se formula para tratar infecciones en pacientes inmunocomprometidos, porque han recibido trasplantes de órganos sólidos, de médula ósea o recién nacidos prematuros (ELTIEMPO, 2014).

La gran variación de precios en los medicamentos es una problemática que ha llevado a grandes debates, según Gabriela Sandoval, Lorena Leiva y María José Jarpa del periódico LA TERCERA afirman que Los precios que exhibe la recién creada farmacia comunal de Recoleta, comparados a los que se pagan en el mercado, ha generado una airada discusión en el país, que ha cruzado los hogares, enfrentado a partidos políticos y alcanzado al gobierno y el parlamento, que recién aprobó una ley para dar cobertura financiera a los medicamentos. Pero sólo a los de alto costo.

Lo que sorprende a quienes revisan esos valores es la gruesa diferencia que arrojan: según el ejercicio realizado por Recoleta, algunos son hasta 15 veces más altos en las cadenas de farmacias.

¿Por qué esta dispersión de precios en un mismo producto? La respuesta está en lo que ocurre detrás del mostrador: dos mercados que, pese a tener un mismo proveedor, acceden a distintas condiciones de compra.

El mercado farmacéutico en el país superó en 2013 los US$ 2.4 mil millones, según la consultora IMS Health, y mantiene un crecimiento anual de entre 7,1% y 8,3% desde 2008. La torta se divide entre tres actores principales: el retail, que llega al 65%, instituciones privadas (clínicas y centros particulares) que alcanzan al 16% y el sector público, con hospitales y consultorios, cuya participación llega al 16%.

Estos últimos recintos se aprovisionan por dos mecanismos: compras directas a los laboratorios o a través de la Central Nacional de Abastecimientos (Cenabast), el gran comprador del Estado en salud. ¿Su ventaja? Los productos que adquiere a nombre de los municipios -278 lo solicitaron en 2014- obtienen precios un 55% más bajo. Visto de otro modo: ese año, algunas compras directas de las comunas pagaron un sobrecargo de hasta 182%.

Cada año, la labor de Cenabast consiste en agrupar la demanda de hospitales y consultorios, según sus programas, y licitarlos. "Consolidamos los productos y salimos a comprarlos. Si nos comparamos con Mercado Público, en el promedio de las compras logramos un ahorro de 39,4%", dijo Pamela Chacaltana, directora (s) de Cenabast.

La entidad intermedia la compra de 1.600 productos, a grandes volúmenes. ¿Un dato? En el caso del paracetamol se adquirieron para este año 368 millones de unidades, a distintos laboratorios, a precios que fluctuaron entre $ 6 y $ 18 por cada píldora.

Así, esta modalidad permite a los recintos públicos acceder a bajos precios en fármacos, tanto los que son usados en las atenciones como los que se entregan gratuitamente a los usuarios de la red pública. Eso hasta ahora, pues la iniciativa de Recoleta ha impulsado una nueva línea de negocios en Cena basto, para abastecer los que serán vendidos a los vecinos que lo soliciten, al precio obtenido en la licitación (más el IVA y el 7% que cobra Cenabast por la intermediación).

El alcalde de Recoleta, Daniel Jadue, explicó que la farmacia comunal terminó ayer el proceso de cotización de la segunda compra de fármacos, la que se hará directamente con los laboratorios y que beneficiará a más de 200 personas. Se espera entregarlos a mediados de noviembre. "Estamos satisfechos de que más de 130 municipalidades estén iniciando el mismo proceso. El próximo semestre vamos a ver surgir decenas de farmacias que van a asegurar tratamientos y medicamentos a precio justo a todos los habitantes" (SANDOVAL, LEIVA, & JARPA, 2015)

Esto genero mucha controversia entre la calidad de los medicamentos por eso Hablar de medicamentos genéricos es comenzar un debate controvertido e interesante en el que todos, tanto los sanitarios como los pacientes y quienes trabajan en la industria farmacéutica, tenemos mucho que decir.

Comienzo una serie corta de artículos (seguramente sólo sean dos) sobre el tema basándome en lo que ya he escrito en Mondo Medico.

Se admiten todo tipo de comentarios y discrepancias, con la siguiente condición: la carga de la prueba incumbe al que afirma, por lo que tiene más valor lo que se demuestra con datos que las meras opiniones.

Oigo preguntar con frecuencia si un medicamento genérico tiene la misma efectividad que un medicamento de marca, que los genéricos tienen excipientes de peor calidad y por ello son menos efectivos y dan más reacciones alérgicas. Además, me encuentro con pacientes enfadados cuando les receto por principio activo, "a mí me da el antibiótico bueno, no el genérico malillo".

Para realizar comparaciones entre genéricos y medicamentos de marca es necesario entender primero qué es cada uno y qué les caracteriza.

Un medicamento de marca es aquél sintetizado por un laboratorio, que se ha encargado inicialmente de la investigación de ese medicamento, los estudios de eficacia, eficiencia, biodisponibilidad (más adelante explico este concepto), etc. Lleva asociada una patente que impide que cualquier otra empresa farmacéutica pueda sintetizar y comercializar ese medicamento durante aproximadamente 20 años, incluyendo el tiempo que se estudia ese medicamento y su comercialización. Y lleva escrito en el envase el nombre comercial y el del principio activo.

Un medicamento genérico, según se describe en el Real Decreto 1345/2007, artículo 2.35, es "el medicamento que tenga la misma composición cualitativa y cuantitativa en principios activos y la misma forma farmacéutica, y cuya bioequivalencia con el medicamento de referencia haya sido demostrada por estudios adecuados de biodisponibilidad." Esto, en plan Barrio Sésamo, quiere decir que el genérico debe tener la misma composición en cantidad y calidad de principio activo, el mismo aspecto (pastilla, jarabe, cápsula) y debe haber demostrado que ejerce el mismo efecto en el mismo tiempo y en la misma forma que el medicamento de marca. Además, es preciso que hayan transcurrido 10 años desde que comenzó a comercializarse el medicamento de referencia (el de marca), demostrándose de forma clara que es útil, no tiene efectos secundarios serios que motiven su retirada ni ninguna otra contraindicación para su síntesis y comercialización como genérico. Y no lleva ningún nombre comercial en el envase, tan sólo el nombre del principio activo (Sophie, 2011).

7.1 Cambios en el Mercado

El informe también explica que con la llegada del gobierno de Juan Manuel Santos se empezó un cambio gradual frente a los altos precios de las medicinas. Desde el año 2012 se han venido discutiendo nuevas reglas junto con la industria farmacéutica, para evitar los abusos de años anteriores.

No obstante, Rodrigo Arcila, director ejecutivo de la Cámara Farmacéutica de la Asociación Nacional de Industriales (ANDI), afirmó a la BBC que es necesario tener precios justos, pero también incentivos para que las industrias traigan mayor número de productos al mercado nacional.

"De esa manera se tiene un equilibrio entre los controles y el beneficio de los consumidores, pero también los incentivos a mayor inversión por parte de la industria. Si ese equilibrio se rompe, lo que puede conducir es al desabastecimiento en muchos medicamentos", advierte Arcila al medio inglés.

7.2 ¿Qué ha hecho el Gobierno?

En enero de este año, la Superintendencia de Industria y Comercio multó a la multinacional farmacéutica Novartis con más de 3.500 millones de pesos por vender medicamentos a precios superiores a los fijados por el Gobierno.

Según afirmó el organismo de control, "las sanciones a laboratorios y mayoristas por violar el régimen de precios en materia de medicamentos se adoptan para proteger los recursos del Sistema General de Seguridad Social en Salud y los derechos de los consumidores".

Novartis afirmó en un comunicado que "ha buscado ser respetuosa y cuidadosa en la aplicación de las diferentes regulaciones de precios emitidas por el Gobierno durante los últimos años". (EL TIEMPO, 2015)

Según el periódico el tiempo "En el tema de medicamentos los colombianos pagamos mucha más plata que en otros países", dijo el presidente Juan Manuel Santos durante los Acuerdos para la Prosperidad de este sábado, realizados en Armenia.

El Mandatario también anunció que se va a poner en marcha una política, que durará varios años, a fin de facilitar que la gente pueda tener un mayor acceso a los medicamentos. Santos igualmente dijo que es necesario capacitar a todas las personas que atienden las droguerías, pues en muchos casos están recomendando drogas a las personas sin tener realmente una capacidad para hacerlo.

7.3 Promedios y Extremos

El pasado 25 de julio, el Ministerio de Salud anunció la aplicación de controles — con reducción de precios importantes — sobre 195 medicamentos de alto costo y de alto impacto en el sistema de salud. Reducciones que resultan de comparar lo que se paga en

Colombia y lo que se paga en 17 países de referencia, de manera que acabemos pagando el promedio más bajo entre ellos. El ministerio estima ahorros por más de 300.000 millones de pesos anuales.

Pero la media aplicada indica que para 44 principios activos y 240 medicamentos de alto impacto, en 195 productos — el 81 por ciento — los precios efectivamente eran más altos que los de referencia internacional.

Ahora, es preciso distinguir dos asuntos:

Uno es si en Colombia pagamos más que en el vecindario por los mismos productos. Y la respuesta es que sí, pero con excepciones y variaciones.

El otro asunto — realmente importante — es por qué un medicamento puede costar más de un millón de pesos — 1,5 veces el salario mínimo — y hasta la abrumadora suma de 70 millones de pesos mensuales.

Más allá de preguntar quiénes pueden pagar estas sumas por productos que normalmente no eligen comprar, hay que plantearse la cuestión de si un país puede aguantar precios semejantes.

No fue otra la razón de la emergencia social del 2009 y es una causa fundamental — aunque no única — de la actual crisis del sistema de salud de Colombia. En realidad, es causa de crisis más o menos severas en los sistemas de salud de todo el mundo (ROSSI, 2013).

7.4 Salud y Lujo

No todos los medicamentos son caros en Colombia. El vilipendiado ibuprofeno — uno de los mejores medicamentos en la historia de la humanidad — cuesta apenas 200 pesos en su versión genérica. Pero hay marcas "prestigiosas" de "prestigiosos" laboratorios, cuyo precio resulta 20 y hasta ¡100! veces mayor que la versión genérica.

Los medicamentos no deberían tratarse como una mercancía cualquiera. Pero para efectos de fijar su precio, se tratan como si lo fueran. Peor aún: como si fueran una mercancía de lujo.

En los aeropuertos existen tiendas libres de impuestos que venden productos carísimos — sin impuestos, eso sí — para quienes pueden pagarse viajes al exterior. Perfumes o prendas de vestir de diseñadores de "prestigio" o de marcas "reconocidas".

¿Qué tienen en común estos productos? Que el costo de producción puede representar menos del 10 por ciento de su precio de venta: las inversiones en publicidad, en empaques, en vendedores, en mercadeo y en un largo etcétera — que incluye un enorme margen de ganancia — explican su precio final. Definitivamente es mejor negocio venderles a los ricos que a los pobres.

La diferencia es que, en general, nadie está obligado a comprar los productos de lujo. Al contrario, la decisión de compra pretende demostrar que el dinero le sobra al poseedor de semejante producto. La marca de "prestigio" transfiere el prestigio a su portador.

En cambio, tratándose de un medicamento, quien lo compra no lo escoge ni es libre de decir si no lo compra por estar muy caro. Y esto es válido tanto para un individuo como para todo un sistema de salud (tutelas mediante).

Eso explica por qué el vendedor invierte grandes sumas para convencer a los médicos — demasiados fáciles de convencer en mi opinión… y es la opinión de un médico, que conste —que sugieran a sus pacientes que solo lo mejor es bueno, que los genéricos son más baratos porque no son de la misma calidad y que las enormes diferencias de precio son diferencias de calidad.

Mauricio Gómez — en un reciente reportaje en CM& — mostraba cómo tanto los médicos como los pacientes efectivamente consideran que los genéricos no son iguales a los de marca, que se necesita el doble de la dosis, que se demoran más para actuar, que no sirven.

La fundación IFARMA ha propuesto que no se permita utilizar marcas para los medicamentos, dado que se están aplicando estrategias de mercadeo para bienes de lujo. Y espero que a estas alturas, todos estemos de acuerdo en que los medicamentos no pueden ser tratados como bienes de lujo.

Un proyecto de ley presentado por el senador y médico Jorge Ballesteros contiene la misma propuesta: proyecto de Ley No 128 de 2009, publicado en la gaceta del congreso No 850 del 4 de septiembre de 2009.

Un análisis — presentado en Colombia por el profesor Huub Schellekens a propósito del debate sobre los productos biotecnológicos — mostraba cómo en 8 productos líderes del mercado, el costo de producción solamente representaba el 2 por ciento del precio final y en el caso del más costoso, menos del 1 por ciento.

Pero el problema de las marcas no es el único y quizás no sea el más importante para explicar el alto precio de los medicamentos. Lo grave es que los medicamentos más nuevos resultan cada vez más caros y la oferta de la industria se concentra en esos productos novedosos. En Colombia y en el mundo.

¿Es un fenómeno natural derivado de la tendencia humana a preferir la novedad y a seguir la moda? No parece ser el caso. En realidad, la industria farmacéutica tiene que hacer enormes inversiones en el "lanzamiento" de un producto nuevo — usualmente para reemplazar a otro más antiguo y más barato — lo que supone campañas publicitarias costosísimas.

Campañas que, por supuesto, incluyen viajes de médicos "líderes de opinión" a congresos pretendidamente "científicos"… en Cancún, Hawái, Kuala Lumpur o Ciudad del Cabo. Sumemos comisiones a los vendedores, campañas en medios de comunicación y otro largo etcétera.

No me explico por qué los médicos y los pacientes no nos damos cuenta de que todos esos rubros se cargan al precio final del medicamento. Recientemente se supo que en muchas ocasiones incluyen sobornos no disfrazados a los médicos… en China, en Alemania y en Italia. ¿Y en Colombia no?

Propiedad intelectual y TLC

Según la industria farmacéutica, el alto precio se explica por al altísimo costo y el altísimo riesgo que significan investigar y desarrollar un nuevo medicamento exitoso. Hace 10 años se estimaba en 800 millones de dólares y publicaciones recientes argumentan que puede haberse elevado a 2.000 millones de dólares.

Análisis serios han dictaminado que la cifra ha sido inflada intencionalmente y que el costo medio está alrededor de los 40 millones de dólares, con extremos entre 20 y 240 millones de dólares.

La realidad es que se trata de una industria que ha desarrollado una enorme capacidad de influencia para moldear los mercados, la ciencia, las legislaciones, las regulaciones y los controles con un solo propósito: maximizar sus ganancias(ROSSI, FRANCISCO, 2013).

8. METODOLOGIA

8.1 ENFOQUE CUANTITATIVO

Se maneja dentro de la investigación un enfoque cuantitativo, los altos costos de los medicamentos en Colombia genera datos e información numérica que puede ser convertida en números, atreves de mediciones se busca cuantificar, reportar medir que sucede, nos proporciona información específica de una realidad que podemos explicar y predecir, de esa manera ofrece la posibilidad de generalizar los resultados más ampliamente. Generalmente la información recopilada, aporta potencialmente mayor valor de análisis del que suele considerarse a simple vista, a su vez facilitando comparación entre estudios similares ; dé esa manera se procura comprender el contexto o los puntos de vista de los actores sociales mediante un proceso secuencial, deductivo que permite dar precisión.

8.2 ALCANCE EXPLICATIVA

Esta investigación es explicativa porque en ella se dan a conocer las razones y las causas por la cual los medicamentos presentan un costo elevado en el país, debido a que no existe precio de referencia, los laboratorios médicos podrían cobrar lo que quisieran por cualquier medicamento.

En esta también se explica cuáles son los principales laboratorios que mantienen el monopolio de los medicamentos farmacéuticos en el país, debido a que estos laboratorios cuenta con una gama de productos sin competencia y esto les da el poder de fijar sus precios a su conveniencia y es por esta razón que los expertos continúan haciendo hincapié en la necesidad de regular el poder de monopolio de las farmacéuticas multinacionales.

8.3 DISEÑO EXPERIMENTAL

El diseño de la investigación se denomina experimental teniendo en cuenta la gran variedad de estadísticas y contenido en valores numéricos que se relacionan como evidencia primordial para soportar las circunstancias que se presentan en el movimiento monetario de los integrantes del régimen farmacéutico, teniendo en cuenta datos y valores estadísticos en diferentes países y comparándolos en Colombia para buscar las probabilidades de las causas de los precios altos en Colombia, de tal manera de ello se puede extraer nueva información que ayuda a una visión más clara de las causales del alto costo de los medicamentos.

El resultado de esta investigación también tiene conexión con la información recolectada de bases certificadas las cuales han podido brindar calidad y transparencia. En consecuencia, todo el diseño de la investigación ha generado satisfactoriamente los resultados esperados.

9. RESULTADOS

9.1 INSTRUMENTO DE RECOLECION

9.2 DOCUMENTAL

9.2.1 Objetivo

Comparar el reglamento de la federación internacional de la industria de los medicamentos con los parámetros actuales en Colombia.

Se realiza cuadro comparativo en donde se obtienen los siguientes resultados:

Regulación de medicamentos en Colombia	Regulación de medicamentos internacional (OMS)
• En Colombia el Ministerio de Salud junto con la Comisión Nacional de Precios de Medicamentos y Dispositivos Médicos son los encargados de regular los medicamentos en el país, a través de circulares.	• Desarrollo del sistema de salud respaldado por las políticas y los programas de medicamentos esenciales. Trabajar con los países para integrar su trabajo en la política sobre medicamentos y medicamentos esenciales en su sistema de salud nacional, como respaldo al desarrollo del sistema de salud

• El Ministerio de Salud publico la circular (N° 3 del 2013), la cual tiene como objetivo regular el precio de los medicamentos en el país, en esta regulación existen dos regímenes uno de libertad vigilada que es el régimen por defecto, y otro de control directo que se aplica con algunos parámetros de la estructura de mercado, tales como la concentración que conllevan a precios muy elevados.	• Estrategia y control del acceso a los medicamentos esenciales Ayudar a los países a garantizar y controlar el acceso a los medicamentos esenciales, con atención en las enfermedades de la pobreza, como el paludismo, el VIH/SIDA, la tuberculosis y las enfermedades de la infancia. • Garantiza la implementación de las estrategias nacionales para financiar el suministro y una mayor provisión de los medicamentos esenciales, tanto en el sector público como en el privado
• En la regulación del control directo se calculan precios de referencia internacional que se aplicaran como topes en caso de concentración muy aguda del mercado relevante o que se usarán para vigilar que no existan precios que reflejen un abuso de poder de mercado.	• Garantizar la calidad, seguridad y eficacia de todos los medicamentos a través del refuerzo y la puesta en práctica de normas reguladoras y dé garantía de calidad. • Garantizar un uso terapéuticamente válido y costo-efectivo de los medicamentos por parte de los profesionales de la salud y los

• Una de las principales razones por la cual los medicamentos tienen un costo elevado en el país, es debido a que algunas enfermedades presentan poca competencia entre laboratorios por lo cual ellos tienen la facilidad de fijar precios onerosos sin perder mucha participación en el mercado (MinSalud, 2015).	consumidores(SALUD, 2016).

9.3 RECOLECCION DE INFORMACION

9.3.1 Objetivo

Determinar los aspectos en los cuales afectan los precios de los medicamentos al mercado.

Se realizó una entrevista para conocer y determinar aquellos aspectos que afectan directa e indirectamente el precio de los medicamentos en el mercado, esta entrevista que se le realizó al señor Alejandro Duarte Baca Representante Administrativo de comercializadora

DUMIAN S.A.S vinculado desde 2010 en el ejercicio de esta actividad y estas fueron sus respuestas:

ENTREVISTA
A continuación las preguntas realizadas a la comercializadora DUMIAN S.A.S la cual participa en el sector como una comercializadora de medicamentos radicada en la ciudad de Cali, valle del cauca con vínculos comerciales con la Clínica Medical Duarte ubicada en la ciudad de Cúcuta, con sus respectivas respuestas.

1. ¿En qué momento la salud se volvió un negocio?	En el momento que el gobierno privatizo la salud y le entrego la administración de la salud al sector privado, esto se dio en el año 1993 con la creación de la ley 100, que le dio a los privados el manejo de la salud de los colombianos, perdiendo el control de un sector importante para los colombianos.
2. ¿Porque son tan caros los medicamentos en Colombia?	Porque las mismas empresas productoras se les entrego la libertad de poner los precios , creando un mercado de monopolio, generando provecho propio , sin importar el interés general de los colombianos, sino

	primo el interés partículas de unos pocos.
3. ¿De qué manera operan las multinacionales productoras de medicamentos?	En un mercado de cartel de precios, donde los que producen los medicamentos son unas pocas empresas, en ese caso los laboratorios productores, definen los precios de los mismos a su antojo sin regulación.
4. ¿Cuál cree usted es la participación del gobierno nacional frente al alto costo de los medicamentos?	Totalmente porque dejo a las productoras definir los medicamentos, a lo que se le llamo libertad de precios, permitiendo que en Colombia se vendieran más alto que en otros países, sin regulación y control por parte del gobierno, afectado el bolsillo de los colombianos y al mismo estado en el reconocimiento de los mismos a las EPS.
5. ¿cree usted que las EPS se han favorecido con el alto precio de los medicamentos?	La EPS propiamente se han beneficiado cuando realizan recobros al FOSYGA, y las distribuidoras que prestan como red de servicios de estas, la cual realizan cobro a la EPS con precios elevados fuera de rangos de un mercado competitivo.

6. ¿cree que los tratados de libre comercio han influenciado en la libertad desmedida de precios en los medicamentos?	En cierta medida sí, porque en ellos se negocia las condiciones en las cuales la industria internacional competirá con la internacional y un país como Colombia considerado de tercer mundo los países ponen las condiciones, que no siempre van en beneficio de nuestro país, sino por el contrario se genera una competencia desleal, entre la industria nacional y la internacional
7. ¿Quién fija hoy los precios de los medicamentos en Colombia?	En la actualidad está definido por el gobierno, ya que tomo el control en la regulación de los precios y estableció que es el estado quien definirá los precios y no la industria como se hacía hasta hace unos años.
8¿Cómo está el sector de los medicamentos hoy en día?	Ha cambiado desde nuestra visión, en la cual participamos como comercializadoras, hemos sentido los cambios porque ya no es la industria farmacéutica quien define los precios, sino que se hacen bajo regulación y siendo notable los precios de hoy,

	comparado con los precios de hace un tiempo, donde las variable con otros países eras considerablemente altas, si bien se han sentido cambios, aun faltas más medidas que lleven a que el sector sea equilibrado con el resto de los países.
Correo electrónico: Alejandro.duarte@dumian.com	

10. CONCLUSIONES

La industria de fármacos es un sector estratégico, el manejo de medicamentos es un proceso complejo en el que intervienen muchas personas y diferentes profesionales; para hacerlo de forma segura se debe abordar desde el inicio del proceso hasta la monitorización de los efectos del medicamento sobre el paciente. Sin embargo en la conclusión de la investigación de los altos precios de los medicamentos en Colombia conllevan a la misma solución de que la mejor alternativa para el control de los medicamentos directo con el precio debe ser dirigida a buscar accesibilidad y costos bajos consiste en impulsar la competencia entre los laboratorios productores y particularmente los productores de medicamentos genéricos. Se debe trabajar con mayor consciencia en la participación del equipo de salud en la notificación de eventos adversos por medicamentos, dada la magnitud del daño que estos errores producen en el paciente, los profesionales y las instituciones de salud.

11. BIBLIOGRAFÍA

ELTIEMPO. (24 de 11 de 2014). *LOS SIETE MEDICAMENTOS MAS CAROS DE COLOMBIA*. Obtenido de http://www.eltiempo.com/estilo-de-vida/salud/siete-de-los-medicamentos-mas-caros-de-colombia/14733797

MARTINEZ, D. G., MARTINEZ, S. L., & RODRIGUEZ, V. M. (2013). CARACTERISTICAS DEL CONSUMO DE MEDICAMENTOS DE VENTA LIBRE EN UNA POBLACION DE ADULTOS DE LA CIUDAD DE MEDELLIN. *REDALYC*. Obtenido de http://www.redalyc.org/articulo.oa?Id=81730431003

MinSalud. (2015). REGULACION DE PRECIOS DE MEDICAMENTOS. *TODOS POR UN NUEVO PAIS*.

MOLINA, S. R., RIVAS, V. J., & RAMIREZ, M. M. (2002). GLOBALIZACION SALUD Y MEDICAMENTOS. *REDALYC*. Obtenido de GLOBALIZACION SALUD Y MEDICAMENTOS: http://www.redalyc.org/articulo.oa?Id=41303507

OMS. (1989). *organizacion Mundial de la Salud*. Obtenido de http://apps.who.int/medicinedocs/es/d/Jh2933s/

PINO, D., BEDOYA, J., CORREA, M., & AMARILES, P. (2014). CUMPLIMIENTO DE LA NORMATIVIDAD EN LA PUNLICIDAD DE MEDICAMENTOS DE VENTA LIBRE EN COLOMBIA. *REDALYC*. Obtenido de http://www.redalyc.org/articulo.oa?Id=239030490004

RODRIGUEZ, S. V. (2010). REGULACION EN EL MERCADO FARMACEUTICO COLOMBIANO. *REDALYC*. Obtenido de http://www.redalyc.org/comocitar.oa?Id=28016298002

ROSSI, F. (05 de 08 de 2013). *RAZON PUBLICA*. Obtenido de POR QUE RESULTAN TAN CAROS LOS MEDICAMENTOS: http://www.razonpublica.com/index.php/politica-y-gobierno-temas-27/6996-ipor-que-resultan-tan-caros-los-medicamentos.html

ROSSI, FRANCISCO. (2013). PORQUE RESULTAN TAN CAROS LOS MEDICAMENTOS. *RAZON PUBLICA.COM*.

SALUD, O. M. (2016). Precalificación de los medicamentos por la OMS. *ORGANIZACION MUNDIAL DE LA SALUD*.

SANDOVAL, G., LEIVA, L., & JARPA, M. J. (07 de 11 de 2015). Por que varian tanto los precios de los medicamentos. *LA TERCERA*.

Sophie. (21 de 04 de 2011). *naukas*. Obtenido de medicamentos de marca o medicamentos genericos: http://naukas.com/2011/04/21/medicamentos-de-marca-versus-medicamentos-genericos-aclarando-conceptos/

Superintendencia de Industria y Comercio. (27 de 01 de 2015). Obtenido de http://www.sic.gov.co/drupal/noticias/por-vender-medicamentos-por-encima-del-precio-maximo-fijado-por-el-gobierno-nacional-superindustria-sanciona-a-NOVARTIS-DE-COLOMBIA-S-A

VASQUEZ, J., GOMEZ, P. K., CASTAÑO, V. E., CADAVID, H. J., & RAMIREZ, H. (2013). ELASTICIDAD DE LA DEMANDA POR MEDICAMENTOS EN EL MERCADO FARMACEUTICO PRIVADO EN COLOMBIA. *REDALYC*. Obtenido de http://www.redalyc.org/articulo.oa?Id=329028110007

VELASQUEZ, G. (2011). EL ACCESO GLOBAL A LOS MEDICAMENTOS EN EL CONTEXTO INTERNACIONAL ACTUAL. *REDALYC*. Obtenido de Link: http://www.redalyc.org/comocitar.oa?Id=84322466001

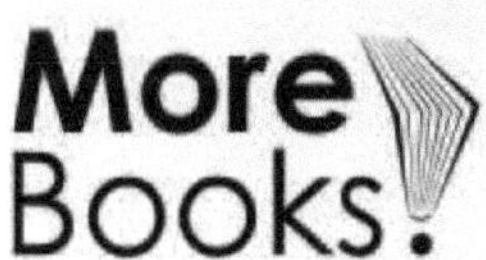

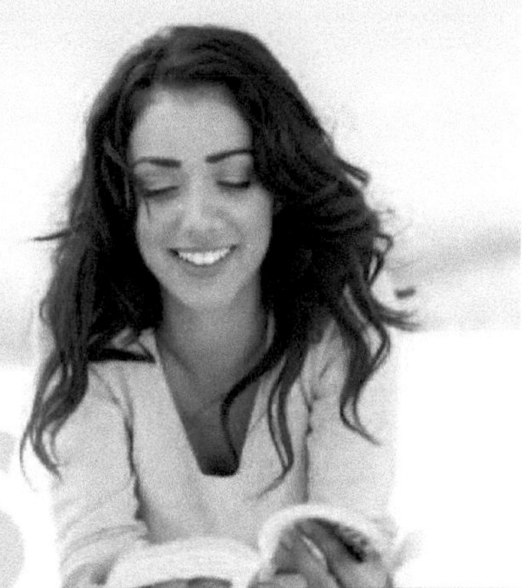

yes
I want morebooks!

Buy your books fast and straightforward online - at one of world's fastest growing online book stores! Environmentally sound due to Print-on-Demand technologies.

Buy your books online at
www.morebooks.shop

¡Compre sus libros rápido y directo en internet, en una de las librerías en línea con mayor crecimiento en el mundo! Producción que protege el medio ambiente a través de las tecnologías de impresión bajo demanda.

Compre sus libros online en
www.morebooks.shop

KS OmniScriptum Publishing
Brivibas gatve 197
LV-1039 Riga, Latvia
Telefax: +371 686 204 55

info@omniscriptum.com
www.omniscriptum.com

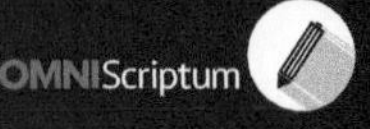

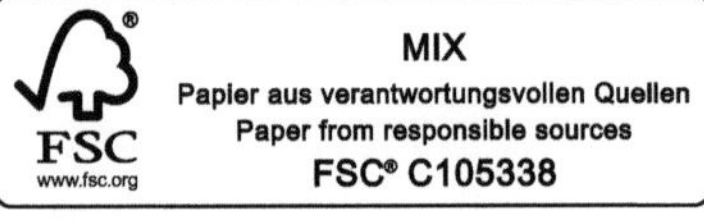

Printed by Books on Demand GmbH, Norderstedt / Germany